ACTE DE SOCIÉTÉ

DES

AUTEURS & COM[...] DRAMATIQU[...]

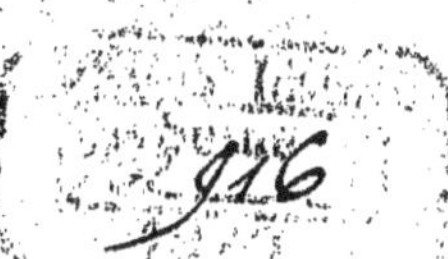

Passé devant Mᵉ **THOMAS** et son Collègue, Notaire à Paris
le 21 Février 1879 et jours suivants

Modifié par acte devant Mᵉ **GARANGER**, Notaire à Paris
le 17 Mars 1904 et jours suivants
et actes déposés à Mᵉ **CHAVANE**, Notaire à Paris
le 27 Mars 1911 et le   1920.

SIÈGE DE LA SOCIÉTÉ

PARIS — 12, Rue Henner. — PARIS

EXEMPLAIRE REMIS

à M ________________________________

____

le ________________________________

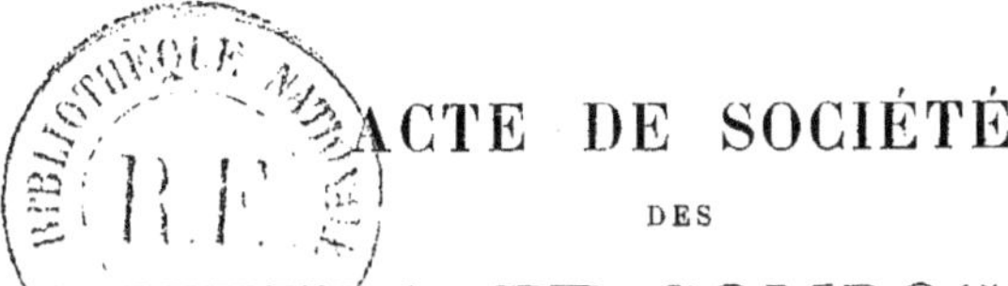

ACTE DE SOCIÉTÉ

DES

AUTEURS ET COMPOSITEURS

DRAMATIQUES

Passé devant Mᵉ THOMAS et son Collègue, Notaires à Paris
en date du 21 Février 1879 et jours suivants

Modifié par acte passé devant Mᵉ GARANGER, Notaire à Paris
en date du 17 Mars 1904 et jours suivants
et actes déposés à Mᵉ CHAVANE, Notaire à Paris, le 27 Mars 1911
et le   1920

ARTICLE PREMIER

Il est formé entre les Auteurs et Compositeurs dramatiques une
Société qui commencera le 1ᵉʳ Mars 1879, avec les dispositions
ci-après.

ART. 2.

Cette Société existera entre tous les signataires du présent et ceux
qui adhéreraient dans les formes indiquées à l'article 29, et comme
Société civile, conformément au chapitre III du livre III du titre IX
du Code civil, sous le nom de : *Société des Auteurs et Compositeurs
Dramatiques.*

ART. 3.

Le Siège de la Société est établi à Paris. Tous actes concernant
la Société seront valablement signifiés au domicile de l'un des
Agents directeurs dont il sera ci-après parlé (art. 19 et 20).

Art. 4.

La durée de la Société est fixée à vingt-cinq années, à partir du 1er Mars 1879. La Société a été prorogée pour une nouvelle période de vingt-cinq années à partir du 1er Mars 1904 ainsi qu'il est établi par l'acte passé devant Me Garanger, notaire, les 27 Mars 1904 et jours suivants.

Art. 5.

Objet de la Société.

L'objet de la Société est :

1° La défense mutuelle des droits des Associés vis-à-vis des Administrations théâtrales ou de tous autres en rapport d'intérêt avec les Auteurs ;

2° La perception des droits des Auteurs vis-à-vis des Administrations théâtrales, à Paris, dans les départements, à l'étranger, partout enfin où la perception peut ou pourra s'exercer légalement, en vertu de traités généraux passés avec la Société et la mise en commun d'une partie de ces droits ; toutefois en ce qui concerne les pays étrangers où la propriété littéraire n'était pas encore reconnue aux membres de la Société à la date du 1er Janvier 1910, la Commission sera autorisée à passer avec tous tiers des traités généraux au nom de tous les Membres de la Société ;

3° La création d'un fonds de secours au profit des Associés, de leurs veuves, héritiers ou parents ;

4° La création, au profit des *sociétaires* et des *stagiaires professionnels* d'une caisse de pensions de retraite, quand les ressources de la Société le permettront.

5° La création d'un fonds commun de bénéfices partageables.

Art. 6.

Fonds social.

Le fonds social se compose :

1° De l'apport de chacun des Sociétaires, ainsi qu'il sera dit en l'article 28 ;

2º Du pourcentage prélevé sur les produits bruts des représentations de leurs œuvres, tant à Paris que dans les départements, à l'étranger, partout enfin où la perception peut ou pourra s'exercer légalement en vertu de traités généraux passés avec la Société.

3º Du pourcentage prélevé sur la remise attribuée aux Agents directeurs pour la perception des droits d'Auteurs à l'étranger, en raison de tous traités particuliers passés par leur intermédiaire;

4º Du produit des représentations et redevances quelconques consenties par les divers théâtres en vertu des traités;

5º Des bénéfices de toute nature que la Société pourra faire et de tous avantages généralement quelconques;

6º Et enfin des revenus non dépensés, provenant des sommes placées, quand le partage n'en sera pas décidé.

ART. 7.

Dépenses sociales

Les charges de la Société se composent :

1º Des frais généraux de recouvrement et des frais imprévus après approbation de la Commission.

2º Des frais judiciaires ou autres nécessités pour la rédaction et le maintien des traités, la défense des droits de la Caisse et de ceux des Associés contre les théâtres et tous autres ayant des intérêts avec les Auteurs et Compositeurs.

3º *Des dépenses exceptionnelles qui seront proposées par la Commission à l'Assemblée générale.*

Toutes les dépenses acquittées, l'excédent des recettes sera converti en rentes sur l'État ou en autres valeurs solides, au profit de la Société.

ART. 8.

Bénéfices à partager.

Les bénéfices à partager se composent des revenus non dépensés des fonds placés au profit de la Société.

Ces bénéfices seront partagés au marc le franc et au prorata des versements faits par les copartageants en raison des prélèvements effectués sur les droits d'auteurs, aux termes de l'article 10 ci-après.

Ce partage aura lieu sur la proposition qui sera faite à l'Assemblée générale par la Commission lorsqu'elle le jugera convenable, et à la condition que l'adoption en sera votée par les deux tiers des Sociétaires en possession du droit de vote, ou consentie par eux par adhésion postérieure.

Art. 9.

Participation de chaque Membre de la Société aux charges sociales.

Les charges à supporter par chacun des associés ne pourront jamais dépasser le montant de la retenue effectuée pour le fonds social,

En conséquence, dans tous actes portant engagement de la Société envers les tiers, il devra être fait mention du présent article.

Art. 10.

Perception du droit des Auteurs et Compositeurs et retenues.

Tous les droits dus aux Auteurs et Compositeurs, Membres de la Société, pour la représentation de leurs OEuvres, partout où la perception peut ou pourra s'excercer également en vertu de traités généraux passés avec la Société, seront, sous la surveillance de la Commission, perçus par les Agents directeurs, seuls responsables.

Il sera prélevé sur les produits du droit d'Auteur :

1° Un pourcentage pour les charges sociales, la Caisse de secours, celle des pensions et le fonds commun de bénéfices partageables ;

2° Les frais de perception attribués aux Agents directeurs dans la proportion et suivant la quotité existante.

Art. 11.

Administration de la Société.

La Société est administrée par un Conseil, sous le titre de : Commission des Auteurs et Compositeurs dramatiques.

La Commission est autorisée à choisir, au nom de la Société :

1° Les Conseils de la Société ; 2° deux mandataires qui prendront le nom d'Agents directeurs ; 3° un Contrôleur ; 4° un Caissier principal.

Art. 12.

La Commission se composera :

1° De 15 Membres, dits commissaires du premier degré, 12 Auteurs et trois Compositeurs nommés par l'Assemblée générale ordinaire.

Ils seront élus pour trois ans et leur renouvellement aura lieu par tiers tous les ans, à raison de quatre Auteurs et un Compositeur.

2° De six Membres, dits commissaires du second degré, cinq Auteurs et un Compositeur, élus sans acte de candidature à la majorité par les commissaires du premier degré.

Les commissaires du deuxième degré seront élus pour un an et ne seront rééligibles, à ce titre, qu'un an après l'expiration de leur mandat. Mais, dès l'expiration de leur mandat, ils pourront être élus par l'Assemblée comme commissaires du premier degré.

L'élection des commissaires du deuxième degré aura lieu à la première séance de la Commission qui suivra l'Assemblée générale ordinaire.

Les vingt et un Membres de la Commission participeront à l'élection du bureau, dont ne pourront faire partie que les commissaires du premier degré.

Les candidatures aux élections seront posées par lettre adressée au Président de la Société. Celles qui auront été déclarées quinze jours avant l'Assemblée générale bénéficieront de l'affichage dans les agences. Toute lettre sollicitant un suffrage est strictement interdite sous peine d'inéligibilité.

La Commission pourra être dissoute par l'Assemblée générale

des Sociétaires ayant le droit de vote, qui devra immédiatement procéder à la recomposition de la Commission.

Les Membres de la Commission dissoute pourront être réélus.

Si tous les Membres de la Commission veulent donner leur démission, ils ne pourront le faire que dans l'Assemblée générale, qui procédera immédiatement à l'élection de la Commission; dans ce cas, les Membres démissionnaires pourront être réélus, et leur sortie par tiers sera réglée par le sort en Assemblée générale.

En cas de démission partielle donnée en Assemblée générale, le remplaçant sera nommé par l'Assemblée générale pour compléter la durée des fonctions du démissionnaire.

Si par décès ou démission partielle survenus dans l'intervalle des Assemblées générales, le nombre des Membres de la Commission *du premier degré* n'est pas réduit au-dessous de dix, la Commission pourra continuer valablement ses travaux, sans procéder aux remplacements; ou bien remplacer les Membres démissionnaires ou décédés par ceux des Sociétaires qui auront réuni le plus de voix dans la dernière élection.

Seront considérés comme démissionnaires les Membres qui n'auront pas assisté aux réunions de la Commission pendant plus de trois mois, sans excuses jugées valables par la Commission; dans le cas où, par décès ou démission, la Commission serait réduite à moins de dix Membres *du premier degré*, les Membres restants convoqueront immédiatement une Assemblée générale pour pourvoir aux remplacements.

Art. 13.

Ne pourra faire partie de la Commission qu'un auteur ou un compositeur sociétaire ayant eu au moins, pour sa part, douze actes joués à Paris sur des théâtres classés ou dans des music-halls classés.

Toutefois, pour les compositeurs, le minimum est réduit à huit actes, lorsque ces huit actes auront été représentés sur des scènes lyriques classées.

La liste des scènes classées sera établie chaque année par la Commission, un mois avant l'Assemblée générale ordinaire,

Ne pourront faire partie de la Commission :

1° Les Sociétaires qui seraient directeurs, administrateurs, secrétaires généraux, artistes ou régisseurs dans un théâtre.

2° Les éditeurs de musique, et en général tout intermédiaire intéressé dans l'exploitation, sous quelque forme que ce soit, des œuvres théâtrales.

Seront démissionnaires d'office, ceux des Membres de la Commission qui, au cours de leurs fonctions, viendraient à se trouver dans un des cas ci-dessus ou ceux qui feraient jouer en collaboration avec un Directeur une pièce dans son théâtre.

Exception à cet article pourra être faite pour les théâtres lyriques, en ce qui concerne les compositeurs ayant dans ces théâtres une fonction artistique rétribuée autre que celle de Directeur.

Art. 14.

Les délibérations de la Commission seront prises à la majorité des Membres présents. La Commission ne pourra délibérer valablement qu'au nombre de sept Membres *du premier degré* au moins. En cas de partage, la délibération sera renvoyée à la séance suivante ; en cas de nouveau partage à cette dernière séance, la voix du Président sera prépondérante.

Un règlement fait par la Commission sur le mode de délibération et sur les amendes est déclaré obligatoire pour tous les Membres de la Commission : il pourra être modifié par elle dans l'intérêt de ses travaux.

Art. 15.

Attributions de la Commission.

La Commission administrera les affaires de la Société et la représentera dans toutes les conventions, tous les actes, procès, contestations et circonstances qui l'intéresseront.

Elle traitera, contractera, plaidera, transigera et compromettra au nom de la Société, et fera tous actes d'administration ; elle fera avec toutes entreprises théâtrales les traités qui fixeront les droits des Auteurs et Compositeurs, Membres de la Société ; elle en assurera l'exécution soit de la part des Membres de la Société, soit de la part des Administrations théâtrales. La Commission surveillera la perception des droits d'auteur par les Agents directeurs et leur encaissement par le Caissier de la Société ; elle disposera de tous les fonds sociaux et en réglera le placement, le déplacement et l'emploi ; elle autorisera les dépenses et accordera les secours demandés par les Auteurs ou par leurs veuves, héritiers ou parents ; elle consentira tous transferts de rentes, les signera et en recevra le prix.

La Commission prononcera au nom de la Société sur l'admission des Sociétaires ayant atteint le cens. Elle soumettra au suffrage de l'Assemblée générale ceux des stagiaires qui, n'ayant pas atteint le cens, présenteraient des titres exceptionnels à la qualité de Sociétaire.

En résumé, la Commission est investie des pouvoirs les plus étendus à l'effet de prendre, pour le maintien des traités et la conservation des droits des Membres de la Société et de leurs intérêts, toutes les mesures qu'elle jugera nécessaires vis-à-vis des entreprises théâtrales.

Ces mesures, une fois prises par la Commission, deviendront obligatoires pour tous les Membres de la Société, de même que les dispositions du présent acte.

Néanmoins, avant d'adopter définitivement, soit une réforme de grande administration, soit une modification qui introduirait une clause non encore insérée ou abolirait une clause usuelle dans les dispositions générales des traités existants de la Société avec les directeurs, la Commission devra procéder à la consultation prévue à l'article 22 *bis* ci-après.

Art. 16.

Chacun des Membres de la Société, par le fait de son adhésion au présent acte, donne à la Commission l'autorisation d'introduire et défendre en son nom et à sa requête chaque fois qu'elle le jugera à propos, mais aux frais de la Société, vis-à-vis des entreprises théâtrales, tout procès intéressant la perception de ses droits.

Chacun des Membres de la Société s'oblige formellement à donner connaissance à la Commission de tout autre procès intéressant l'objet de la Société qu'il aurait l'intention d'intenter devant les tribunaux compétents ou contre lequel il aurait à défendre.

Aucun procès ne sera intenté ou soutenu aux frais de la Société qu'après décision de la Commission.

La Commission aura droit, dans tous les cas, de désigner tous agents, avoués, agréés et défenseurs de première instance, appel ou cassation.

Dans le cas où la Commission ne croirait pas devoir intenter de procès aux frais de la Société, ce procès ne lui paraissant pas d'intérêt général, l'Auteur ou le Compositeur demeurera libre de le faire à ses frais, risques et périls.

Art. 17.

Il est interdit à tous les membres de la Société :

De faire représenter comme auteurs, héritiers ou cessionnaires, aucun ouvrage ancien ou nouveau sur un théâtre ou par une tournée qui n'auraient pas de traité avec la Société;

De faire représenter des ouvrages dans un théâtre où ils seront directeurs, commanditaires, actionnaires, artistes *à titre fixe ou temporaire*, employés ou intéressés à un titre quelconque, parent ou allié du Directeur jusqu'au quatrième degré et d'y faire représenter des ouvrages en collaboration avec les Directeurs, commanditaires, actionnaires, artistes *à titre fixe ou temporaire*, employés ou intéressés à un titre quelconque dans ce théâtre, parent ou allié du Directeur au quatrième degré;

De conclure, pour se faire représenter, avec les administrations théâtrales, d'une façon directe ou détournée, toutes conventions particulières impliquant des conditions pécuniaires inférieures à celles des traités généraux, quelque forme qu'affecte d'ailleurs la réduction ou la subvention consentie par l'auteur.

Toutes conventions particulières sont en effet licites quand elles stipulent au bénéfice de l'auteur des conditions pécuniaires supérieures à celles établies aux traités généraux.

En cas de suspension ou d'annulation des traités généraux, les traités particuliers seront également suspendus ou annulés. Il devra être fait à cet égard une stipulation expresse dans chaque traité particulier ;

De bénéficier de stipulations conclues à leur profit par des tiers dans des contrats tels que baux, cession de bail, etc., passés avec des directeurs de théâtre.

Les dérogations suivantes sont admises :

THÉATRES ANCIENS

Un membre de la Société aura le droit de faire représenter ou d'interpréter lui-même ses ouvrages dans un théâtre avec lequel il aurait un des liens prévus au troisième alinéa du présent article, à condition :

1° Qu'il soit prélevé d'office, au profit de la caisse sociale, un pour cent de la recette de la réprésentation, y compris les billets de faveur et les billets à droits, mais défalcation faite des impôts et taxes communales ;

2° Qu'il ne monte de lui dans ces conditions, seul ou en collaboration, qu'une seule pièce nouvelle et une reprise par année théâtrale : toutefois, son droit à représenter deux de ses pièces dans l'année théâtrale ne pourra s'exercer deux années de suite, c'est-à-dire qu'il ne pourra monter au maximum que trois de ses pièces en deux années théâtrales consécutives ;

3° Que, dans le cas où il voudrait faire représenter dans ces conditions, au lieu d'une pièce écrite par lui, une pièce écrite en collaboration, il soumette à la Commission, avant d'avoir pris un engagement quelconque concernant la représentation de la pièce, le nom de son ou de ses collaborateurs nommément désignés au bulletin de déclaration, à toutes fins de contrôle ;

4° Qu'il communique à la Commission, le cas échéant, les noms de ses actionnaires, commanditaires ou bailleurs de fonds, les noms des membres du Conseil d'administration ou de surveillance, avec toutes pièces à l'appui.

Ces dérogations ne sont admises qu'au profit des auteurs professionnels.

L'auteur professionnel est celui dont la profession principale est et a été notoirement l'exercice de la profession d'auteur dramatique.

Toute contestation sur la qualité d'auteur professionnel sera tranchée par la Commission.

Il est interdit à un directeur qui n'est pas un auteur professionnel de faire représenter ses ouvrages sur un théâtre dont il a la direction.

Cette interdiction s'applique également à toutes les catégories visées au troisième alinéa du présent article, chaque fois qu'il ne s'agira pas d'un auteur professionnel.

Toute fausse déclaration ou toute autre infraction sera passible d'une amende qui ne pourra en aucun cas être inférieure à 12.000 francs, sans préjudice de la somme totale des droits d'auteurs perçus ou à percevoir qui sera acquise de plein droit à la Société.

Le nombre d'actes ainsi représentés et le chiffre des droits ne compteront pas à l'auteur bénéficiaire pour le cens en vue de son admission au Sociétariat, non plus qu'ils ne compteront pour son ou ses collaborateurs.

THÉATRES NOUVEAUX

Tout auteur qui fera représenter ses pièces sur un théâtre nouvellement construit ou créé par lui, ne sera pas limité, pendant une durée de trois ans, pour le nombre de pièces ou reprises qu'il pourra jouer de lui sur cette scène; mais il restera toujours soumis aux autres conditions prévues pour le cas précédent. En cas de vente ou cession, son successeur ne bénéficiera pas de cette faveur.

THÉATRES COOPÉRATIFS

Si plusieurs auteurs prennent en commun la direction d'une entreprise théâtrale, ils seront soumis individuellement à toutes les obligations stipulées pour les théâtres anciens. Toutefois une exception sera faite pour les associations coopératives d'auteurs qui, par leurs statuts, s'engageront à jouer un minimum de six spectacles inédits par an. Ces auteurs pourront être exonérés par la Commission du 1 0/0 supplémentaire pour toutes les pièces qu'ils feront représenter dans ce théâtre, mais à la condition qu'ils ne soient pas joués plus d'une fois par année théâtrale.

Le passage de l'article 17 relatif au cinématographe est provisoi-rement réservé ; la question demeure à l'étude et une rédaction nouvelle sera proposée à une Assemblée générale ultérieure.

Art. 18.

Les actes de ventes, faites par les Membres de la Société de tout ou partie de leur répertoire, devront être dressés sur des feuilles portant les formules arrêtées par la Commission et qui seront déli-vrées par les Agents directeurs. Dans tous les cas, le prélèvement attribué à la Caisse sociale sera perçu intégralement.

Toute convention passée directement ou par cessionnaire interposé est interdite en France aux Membres de la Société avec toute entreprise théâtrale n'ayant pas de traité général avec la Société.

L'Auteur conservera toujours, dans la limite des traités géné-raux, le droit d'interdire la représentation de son OEuvre à Paris. *dans les départements et à l'étranger.*

Art. 19.

Des Agents directeurs.

La Commission des Auteurs est autorisée à choisir au nom de la Société deux mandataires qui, sous le nom d'Agents directeurs, seront chargés : 1° de faire exécuter toutes les décisions prises par la Commission ; 2° de percevoir à leurs frais et risques, et en qualité de mandataires ordinaires, les droits d'Auteurs sur les ouvrages représentés à Paris, dans les départements, à l'étranger, partout enfin où la perception peut ou pourra s'exercer légalement en vertu de traités généraux passés avec la Société, ou en vertu de traités passés avec des particuliers et contractés par l'entremise de la Société à l'étranger dit Extraordinaire ; 3° de choisir sous leur responsabilité, mais avec l'agrément de la Commission, les Agents correspondants en province et à l'étranger.

Périodiquement (c'est-à-dire chaque mois) les Agents directeurs arrêteront les comptes des Auteurs, leurs clients, et leur délivreront des mandats contenant l'indication :

1° De l'intégralité des droits d'auteur perçus pour eux ;

2° Du chiffre de la remise consentie aux Agents directeurs ;

3° Du chiffre du pourcentage prélevé par la Société.

Ces mandats de paiement seront présentés au Caissier principal qui en versera le montant aux Auteurs, sous la retenue des sommes indiquées aux paragraphes 2 et 3 ci-dessus.

Il est interdit aux Agents directeurs *de faire acte d'auteur, de se rendre acquéreurs de pièces de théâtre ou de répertoires, comme aussi d'accepter la propriété de pièces ou de répertoires, qui pourraient leur échoir dans l'avenir par succession, legs, ou donation entre vifs*, d'être associés, commanditaires ou intéressés à un titre quelconque dans aucune direction théâtrale, de prendre l'initiative de la réception par les théâtres d'aucune pièce ancienne ou nouvelle, les dits Agents directeurs n'étant autorisés à assister leurs clients qu'après la réception des ouvrages et pour la rédaction des conventions particulières, s'il y a lieu ; en un mot de faire aucune opération contraire aux intérêts généraux des Auteurs et à la loyale exécution du mandat qui leur est confié.

L'Agent qui aura contrevenu aux dispositions ci-dessus sera passible pour chaque infraction, d'une amende de 500 à 6.000 francs au profit de la Caisse de Secours.

Les Agents directeurs sont responsables de leurs sous-agents et employés.

Au cas où l'un de ces sous-agents se serait mis en faute et à défaut par l'Agent directeur d'avoir pris à son égard une sanction suffisante, la Commission aura le droit d'exiger soit la révocation du sous-agent, soit une amende au profit de la Caisse sociale.

ART. 20.

MM. Alfred Bloch et Marcel Ballot sont choisis en qualité de mandataires de la Société sous le titre d'Agents directeurs.

Ils devront fournir, en garantie de tous faits de gestion, un cautionnement dont la quotité, la nature et le dépôt seront déterminés par la Commission.

Ils ne pourront percevoir ou faire percevoir les droits que pour les membres seuls de la Société ou pour la Caisse sociale. En conséquence, tous les droits perçus en vertu des traités faits par la Commission appartiendront intégralement aux Membres de la Société ou à la Caisse sociale.

Art. 21.

Du Contrôleur général et du Caissier principal.

La Commission des Auteurs est autorisée à choisir au nom de la Société un Contrôleur général et un Caissier principal.

Le Contrôleur général est chargé de :

1° Contrôler, surveiller et vérifier conjointement avec un expert comptable la comptabilité du Caissier principal, s'assurer de l'existence des fonds touchés pour tous droits d'auteurs ou toutes autres causes, faire un rapport écrit sur le résultat de chacune de ces vérifications et se tenir à la disposition des Auteurs autorisés par la Commission pour faire la vérification de leurs comptes personnels.

2° Accomplir auprès des Administrations publiques ou privées et des Agents de change les formalités pour arriver au remboursement des obligations ou titres sortis aux tirages, en faire le remploi, comme aussi faire toutes acquisitions ou emplois de fonds en titres nominatifs, ou leur aliénation, le tout après délibération spéciale de la Commission;

3° Rédiger et publier l'Annuaire, et veiller à la garde des Archives et de la Bibliothèque.

Le Caissier principal est chargé de tenir les écritures et la comptabilité de la Société, acquitter les mandats signés par le Trésorier, payer aux Auteurs, sur présentation, les mandats délivrés par les Agents directeurs, recevoir directement par les encaisseurs de Paris et de banlieue et les sous-agents de province et de l'étranger, tous les fonds et droits perçus soit à Paris, soit en province ou à l'étranger. Ces encaisseurs ou sous-agents, en transmettant les fonds au Caissier principal, adresseront en même temps, aux Agents directeurs un avis de versement auquel ils adjoindront un état récapitulatif indiquant le montaut des droits perçus, leur origine et les pièces justificatives et comptables.

Les traitements du Contrôleur général et du Caissier principal sont fixés par la Commission et portés aux frais généraux.

M. Amédée Vigneron est nommé Contrôleur général et M. Chosson, Caissier principal.

Art. 22.

Des Assemblées générales.

L'Assemblée générale se compose :
1° De tous les Sociétaires investis du droit de vote ;
2° Des délégués régulièrement mandatés par les stagiaires professionnels ;
3° Des délégués régulièrement mandatés par les héritiers.

Tous les ans, les Sociétaires investis du droit de vote *et les délégués régulièrement mandatés par les Stagiaires professionnels et les héritiers* seront réunis en Assemblée générale au jour indiqué par la Commission et à sa requête.

Dans le cours de l'année, des Assemblées générales extraordinaires pourront avoir lieu en vertu des délibérations de la Commission et à sa requête.

Des Assemblées générales, mais pour un objet spécial, pourront être convoquées sur la demande faite par écrit à la Commission et signée d'au moins vingt Sociétaires ayant le droit de vote.

Les Assemblées générales sont présidées par le Président ou l'un des Vice-Présidents de la Commission ; les Membres de la Commission composent le bureau de l'Assemblée générale. A défaut des dits Président et Vice-Présidents, un des Membres de la Commission, désigné par elle, présidera l'Assemblée.

Les délibérations sont inscrites et signées sur un registre par le Président et le Bureau.

L'Assemblée générale statue sur toutes les questions qui lui sont soumises par la Commission ; elle vote des fonds extraordinaires s'il y a lieu ; elle décide le partage des bénéfices aux termes de l'article 8 ; elle apure et approuve les comptes annuels ; elle vote par assis et levé à la majorité des Membres présents, sauf les cas prévus aux articles 8, 24 et 25; le vote a lieu au scrutin secret s'il est réclamé par vingt Membres de l'Assemblée.

L'Assemblée générale procède à l'élection des Membres de la Commission. Le vote a lieu au scrutin de liste, à la majorité absolue pour le premier tour de scrutin et ensuite à la majorité relative.

Toutes les questions qui pourraient être proposées à l'Assemblée générale devront avoir été soumises quinze jours d'avance au moins à la Commission qui les inscrira à l'ordre du jour.

Toute décision prise en Assemblée générale ne pourra être cassée ou modifiée que par une nouvelle Assemblée générale.

Art. 22 bis.

Tous les quatre ans, il sera procédé, par voie de tirage au sort, à la répartition des Sociétaires en quatre groupes intitulés : groupe d'études pour Paris, groupe d'études pour la Province, groupe d'études pour l'Étranger, groupes d'études administratives, un cinquième groupe, dit de la musique, comprend les Compositeurs de musique et les Auteurs de poèmes et de livrets.

Avant d'adopter définitivement une des réformes ou modifications prévues à l'avant-dernier paragraphe de l'article 15, la Commission devra réunir celui ou ceux des groupes dans les attributions desquels rentreraient la ou les questions à résoudre.

Les groupes ainsi réunis seront présidés par un Membre de la Commission et exprimeront leur avis à titre consultatif.

Art. 23.

La Société ne sera pas dissoute par la mort, l'interdiction, la mise sous conseil judiciaire, la faillite ou la déconfiture, l'exclusion ou la retraite consentie ou prononcée de l'un ou de plusieurs des Membres de la Société; elle continuera avec les autres Associés.

Les produits des retenues, que tout Membre qui cessera de faire partie de la Société aura versées en exécution de l'article 10, ainsi que sa part dans l'actif social, s'il était Sociétaire, seront acquis à la Société.

Art. 24.

Toutes modifications au présent acte pourront être proposées en Assemblée générale; elles devront être votées ou consenties par adhésions postérieures par les deux tiers des Sociétaires ayant le droit de vote *et, en outre, par les mandataires des Stagiaires et des Héritiers présents à l'Assemblée. La voix de chacun de ces mandataires ne comptera jamais que pour une unité.*

Art. 25.

A l'expiration de la Société, la liquidation sera opérée par la Commission alors en fonctions, assistée des Agents directeurs et du Contrôleur général, suivant le mode qui sera réglé par l'Assemblée générale.

Art. 26.

Chaque infraction au présent acte rendra le contrevenant passible d'une indemnité de *2.000 à 12.000* francs au profit de la Caisse sociale.

Cette indemnité sera réglée par arbitres, dans les termes de l'article *27*.

En cas d'infraction à l'article 17, l'indemnité ne pourra être moindre de *12.000* francs, en plus de la somme totale des droits d'Auteurs perçus qui sera acquise de plein droit à la Caisse sociale.

Le recouvrement des indemnités sera fait à la diligence des Agents directeurs, par toutes les voies de droit, notamment par la retenue des droits d'Auteurs, nonobstant tous transports ou oppositions postérieurs aux présentes, qui vaudront comme transport anticipé. Tous pouvoirs sont donnés par les signataires à MM. les Agents directeurs pour opérer cette retenue et en verser le montant à la Caisse sociale.

Le contrevenant pourra être exclu de la Société par une délibération de l'Assemblée générale; dans ce cas, les dispositions de l'article 23 seront en outre encourues de plein droit.

Pourra être également exclu de la Société par une délibération de l'Assemblée générale, tout Membre qui, depuis son admission, se sera placé dans le cas d'indignité reconnue.

Art. 27.

Toutes les contestations relatives aux infractions au présent acte ou toutes autres qui pourront s'élever entre les Membres de la Société durant le cours de la Société et pendant sa liquidation, à l'occasion d'icelle, seront jugées par trois arbitres amiables compositeurs, sans appel, et choisis par les parties; si les parties ne s'accordent pas sur le choix des arbitres, ils seront nommés d'office par le Président du Tribunal civil, sur simple requête.

Art. 28.

La Société se compose de cinq catégories d'associés :
1° Les Sociétaires;
2° Les stagiaires;
3° Les Adhérents;
4° Les Héritiers adhérents;
5° Les Cessionnaires adhérents.

§ 1. — Sociétaires.

Sont de droit Sociétaires, sauf le cas d'indignité reconnue, tous les Membres de la Société constituée par acte passé devant Mᵉ THOMAS, notaire à Paris, le 18 novembre 1837 et jours suivants, et modifié par acte devant Mᵉ GARANGER, notaire à Paris, le 17 mars 1904 et jours suivant s ,à la condition pour chacun d'eux de faire apport à la Caisse sociale de la présente Société de sa part dans la liquidation de l'ancienne Société, ainsi qu'il en a été décidé par l'Assemblée générale du 27 avril 1878;

Cette part se compose : 1° d'une somme de quatre cents francs provenant d'une première répartition du fonds social de l'ancienne Société; 2° de la somme qui reviendra au Sociétaire à la fin de ladite liquidation et qui est, dès à présent, évaluée à cent cinquante francs pour la perception des droits d'enregistrement.

Tout membre de l'ancienne Société qui se sera retiré d'icelle en emportant sa part de liquidation, ne pourra faire partie de la présente Société, à quelque titre que ce soit, qu'à la condition de faire un apport double de la somme qu'il aura reçue en conséquence de ladite liquidation.

A l'avenir, tout Auteur ou Compositeur qui voudra faire partie de la présente Société, à titre de Sociétaire, devra se faire présenter par deux parrains sociétaires et adresser une demande écrite à la Commission qui aura pleins pouvoirs pour prononcer sur cette demande au nom de la Société.

Le candidat devra d'abord justifier d'un minimum de six actes comptant au moins une pièce en trois actes sans collaborateur ou pour sa part proportionnelle de collaboration telle qu'elle résulte de la répartition de droits indiqués sur le bulletin de déclaration ou bien d'une somme de droits d'Auteur fixée annuellement par la Commission.

Le candidat compositeur devra justifier d'un minimum de cinq actes comprenant au moins une pièce en trois actes ou d'une somme de droits d'Auteur fixée annuellement par la Commission.

Le candidat uniquement joué dans les music-halls ou établissements similaires devra justifier de vingt-cinq actes sans collaborateur ou de cinquante actes en collaboration, et, s'il n'a fait que des revues, de trois revues sans collaborateur ou six revues en collaboration, ou d'une somme de droits d'Auteur fixée annuellement par la Commission.

La Commission aura plein pouvoir pour juger chacun des éléments soumis à son appréciation par les candidats.

Est également obligatoire un apport de quatre cents francs en espèces, apport constitué déjà par les Membres de l'ancienne Société, suivant acte reçu par Mᵉ Thomas et son collègue, notaires à Paris, le 21 février 1879.

Cet apport sera effectué par voie de retenue sur les droits d'Auteurs comme suit : 1° il sera tenu compte à l'auteur du pourcentage prélevé aux termes des présents Statuts depuis le jour où la perception a commencé pour lui; 2° il sera fait, à partir du jour de son admission, un prélèvement supplémentaire et temporaire de cinq cinq pour cent sur tous ses droits d'Auteur.

Lorsque ces deux prélèvements réunis auront atteint le chiffre de quatre cents francs, le nouveau Sociétaire pourra prendre part aux Assemblées générales et ses droits n'auront plus à supporter que le pourcentage normal stipulé en l'article 6.

Tous pouvoirs sont donnés, par le seul fait de l'adhésion aux présents Statuts, à MM. les Agents directeurs et au Caissier principal, pour opérer cette retenue et la verser à la Caisse sociale.

§ 2. — Stagiaires.

Tout Auteur ou Compositeur nouveau qui ne sera pas encore dans les conditions du Sociétariat, pourra être admis à faire partie de la Société comme Stagiaire.

Il devra ensuite présenter sa demande par écrit à la Commission.

Il devra justifier de trois actes sans collaborateur ou de six actes en collaboration représentés soit à Paris, soit en province, et d'une somme de droits d'Auteur fixée annuellement par la Commission.

Le candidat uniquement joué dans les music-halls ou établissements similaires devra justifier de six actes sans collaboration ou de douze actes en collaboration et d'une somme de droits d'Auteur fixée annuellement par la Commission.

La Commission aura plein pouvoir pour prononcer définitivement sur la demande du candidat.

Il devra présenter sa demande par écrit à la Commission, qui aura pleins pouvoirs pour prononcer sur cette demande.

Le Stagiaire jouira des avantages de la perception, de la protection de la Société et sera soumis aux mêmes obligations que les Sociétaires.

Les Stagiaires professionnels ont le droit de se faire représenter aux Assemblées générales par un délégué pour cent membres. Toute fraction supplémentaire de plus de cinquante membres sera représentée également par un délégué. Chacun de ces délégués aura voix délibérative et consultative.

§ 3. — Adhérents.

Tout Auteur ou Compositeur nouveau qui ne sera pas encore dans les conditions requises pour la qualité de Stagiaire pourra être admis à faire partie de la Société comme Adhérent.

Il devra présenter sa demande par écrit à la Commission qui aura pleins pouvoirs pour prononcer sur cette demande.

L'Adhérent jouira des avantages de la perception, de la protection de la Société et sera soumis aux mêmes obligations que les Stagiaires et les Sociétaires.

§ 4. — Héritiers adhérents.

Au décès d'un Auteur sociétaire ou stagiaire, son héritier devra demander par écrit son admission dans la Société.

Il jouira des mêmes avantages et sera soumis aux mêmes obligations que les Stagiaires.

Dans le cas où il y aurait plusieurs héritiers d'un même Auteur, ils seront tenus de désigner un mandataire unique auquel ils auront donné tout pouvoir à l'effet de les représenter dans leurs droits ou obligations vis-à-vis de la Société, notamment d'adhérer en leur nom aux statuts de la Société, d'autoriser le répertoire de toucher les droits de leur Auteur des mains de l'Agent général, etc.

Dans les cas où des circonstances exceptionnelles rendraient impossible l'exécution du présent article, il en sera référé à la Commission qui statuera.

Les héritiers adhérents ont le droit de se faire représenter aux Assemblées générales dans la proportion de un délégué par trois cents successions ouvertes. Toute fraction supplémentaire de plus de cent cinquante successions ouvertes sera représentée également par un délégué.

§ 5. — Cessionnaires adhérents.

Les Cessionnaires qui voudraient jouir des avantages de la perception et de la protection de la Société devront remplir les mêmes formalités que les Héritiers et seront soumis aux mêmes obligations.

Les Auteurs et Compositeurs dramatiques des nations étrangères autres que les pays de langue française qui seraient admis dans l'avenir à faire partie de la Société comme adhérents, stagiaires professionnels et sociétaires, jouiront des mêmes droits et avantages que les Auteurs et Compositeurs français, sauf qu'ils n'auront pas le droit de vote aux Assemblées, et qu'ils ne seront pas éligibles aux fonctions de Commissaires.

Art. 29.

En cas d'admission, les nouveaux Associés des *cinq* catégories signeront, suivant les formules arrêtées par la Commission, leur adhésion sur des feuilles qui seront détachées d'un livre à souche.

Ces feuilles seront déposées, pour minutes, à la suite du présent acte de Société.

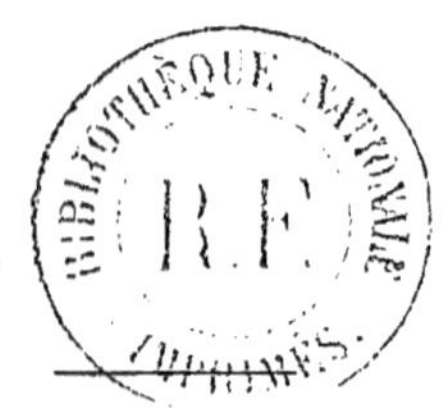

9 782329 227627

SOCIÉTÉ VÉTÉRINAIRE

DU CALVADOS ET DE LA MANCHE.

MÉMOIRE

ADRESSÉ A LA SOCIÉTÉ

EN RÉPONSE A LA QUESTION SUIVANTE

MISE AU CONCOURS EN 1852 :

Est-il possible de déterminer physiologiquement le rôle des reproducteurs dans l'acte de l'accouplement ?—Dans l'affirmative, appuyer son opinion sur des faits pratiques nombreux et avérés. — Dire si l'on peut formuler par des lois toujours constantes le rôle de ces mêmes reproducteurs : —Indiquer ces lois s'il en existe.

PAR

M. CORBIÈRE, MÉDECIN-VÉTÉRINAIRE,

A Lisieux (Calvados).

* * *

Le bétail est l'âme d'une ferme,
il faut le connaître pour y gagner.

* * *

La question posée par la Société vétérinaire du Calvados et de la Manche est des plus complexes : les divers membres de phrases qui la composent, s'enchaînent et se lient tellement entre eux, qu'en

(1) La Société a décerné une médaille d'or à l'auteur de ce Mémoire, le 2 novembre 1852 et en a ordonné l'impression.

tvaitant l'un, on est forcément amené à répondre à
l'autre : aussi, pour la résoudre, n'essaierais-je pas
de la scinder, les quelques idées que m'a suggé-
rées cette question, se suivront, sans qu'il soit be-
soin, pour l'intelligence du sujet, de dire si l'on
est arrivé à tel point ou à tel autre.

J'ajoute que j'aurai toujours en vue le côté pratique : je suis persuadé qu'en résumant ce qui a été
dit et ce que l'on sait sur la matière, on fera pour
notre pays, essentiellement éleveur, une chose bonne
et utile, sous le double rapport de l'amélioration et
du perfectionnement de nos races domestiques :
c'est là, assurément le but que s'est proposé la Société vétérinaire (1).

Deux individus de sexe différents étant donnés,
peut-on, dans la grande majorité des cas, préjuger
la conformation, les aptitudes et le caractère du produit ?

Je réponds par l'affirmative, et je dis : Oui ;
l'éleveur intelligent, qui voudra mettre en pratique
les principes que nous allons essayer de poser,
pourra à son gré modifier ses animaux, en leur donnant des formes et des aptitudes appropriées à des
exigences et à des besoins éminemment variables.

Cette science parfaitement connue et appliquée

(1) Dans ce court travail, j'ai fait quelques emprunts à une excel-
lente brochure, publiée par M. l'Héritier, et dédiée à M. Thouret, de
l'Allier, alors ministre de l'Agriculture et du Commerce.

par nos voisins d'outre-mer, est encore ignorée par
la plupart de nos éleveurs ; quelques-uns cependant
ont remarqué, sans s'en rendre parfaitement compte,
que certains reproducteurs mâles, dans des conditions de vigueur et d'âge à peu près égales à celles
des femelles, donnent toujours la même conformation, les mêmes habitudes : que tel étalon de race
chevaline, par exemple, imprime à tous ses des-
cendants un cachet de ressemblance si uniforme ;
qu'à l'instant même, et sans autres renseignements,
il est facile, en voyant les produits, d'en désigner
le père.

Nous désirons, avant d'aller plus loin, que l'on
comprenne bien que, dans notre pensée, les mots
appareillement et croisement ont une signification toute
différente.

Nous réservons le mot appareillement à l'accouplement de deux individus (mâle et femelle) de
même espèce et de même variété : celui du croisement, au contraire, s'appliquera aux individus de
variété, de race, ou d'espèce différentes.

On comprend alors qu'il sera principalement
question ici de croisement ; puisque, dans les appa-
reillements, les reproducteurs se perpétuent avec
tous leurs caractères, sans grandes modifications, et
qu'il est facile de prévoir un résultat à peu près
identique.

Dans les croisements, chacun des reproducteurs

apporte son contingent à l'œuvre commune : celui-ci, tel système d'organes ; celui-là, tel autre.

Il est bon de constater ici, et c'est là, à notre avis, une vérité incontestable, complétement démontrée, que les parents ne transmettent point aux enfants quelques traits ou quelques parties isolées ; mais, au contraire, qu'ils leur donnent une des deux grandes séries d'organes, que nous allons indiquer : ces séries sont parfaitement distinctes et définies.

La première, sous la dépendance du cervelet, comprend le système locomoteur et tout ce qui s'y rattache : les os, les ligaments, les tendons, les muscles, etc., etc., ces divers appareils donnent la configuration générale du corps, et sont les agents du mouvement.

La seconde série, dépendante de la partie antérieure du cerveau et du système ganglionnaire, renferme les organes de la nutrition et leurs annexes, les sens, les éliminations, les sécrétions, etc.

Ceci nous amène à poser une des lois que nous désirons le plus voir se vulgariser, à savoir : que dans le croisement entre parents de variétés différentes, mais de vigueur à peu près égale, le mâle donne toujours le système locomoteur, la femelle, le système nutritif.

C'est là une condition absolue d'amélioration et de perfectionnement.

Cette loi de croisement trouve à chaque instant sa confirmation dans l'examen des faits qui nous entourent.

Le mulet, produit de l'âne et de la jument, a le train antérieur bas, celui de derrière pointu, les sabots étroits, la queue en tronçon : tout, dans la configuration générale de son corps, rappelle l'âne, son père : il a parfois, à la vérité, une taille plus élevée ; mais dans toutes les espèces, et c'est encore là une loi naturelle, la taille est réglée par le volume et les dimensions des organes sexuels du parent femelle : on ne comprendrait pas un fœtus géant dans la matrice d'une lilliputienne.

Lorsque le mulet a eu pour père un cheval et pour mère une ânesse, il a les jambes plus hautes, le garrot mieux sorti, la croupe plus large, l'encolure plus fine, les sabots moins hauts, plus évasés, la queue mieux faite : il participe de la forme générale du cheval, son père, mais il a les sens et le caractère de l'ânesse.

Si l'on obtient des changements aussi remarquables dans la forme des mulets, en leur donnant pour père tantôt un âne, tantôt un cheval, il est évident que cela tient à ce que, dans le croisement, le mâle, âne ou cheval, a la faculté de transmettre son système locomoteur, sa forme générale, tandis que la mère, jument ou ânesse, communique le système nutritif et les sens. Dans le premier cas,

les oreilles sont moins longues, les naseaux plus
dilatés, l'œil plus vif, plus ardent ; dans le second
cas, c'est tout le contraire, et les sens se rappro-
chent de ceux de l'ânesse.

Dans le croisement d'une jument commune (Per-
cheronne, par exemple), avec un étalon de pur sang
anglais, on obtient un produit qui se rapproche du
père par le système locomoteur ; la configuration
générale du corps n'est plus celle de la mère ; l'encolure a plus de longueur, les épaules sont renver-
sées en arrière, le garrot saillant, la croupe a gagné
en longueur ce qu'elle a perdu en largeur : les
membres, comme tout le reste du corps, ont pris
ce cachet de distinction et d'énergie qui caractérise
les animaux de race perfectionnée : si l'on veut re-
trouver quelques traits de ressemblance avec la mère,
il faut les chercher dans les organes des sens, sur
une partie de la tête, dans les yeux, les oreilles, les
naseaux.

En nous servant ici de l'expression *pur sang*,
nous voulons seulement faire comprendre notre pensée : car nous considérons ce mot comme une hy-
pothèse, qui ne sert qu'à désigner le degré de perfectionnement de race par la texture intime des
tissus, la densité, la petitesse des os, l'élasticité et
la tension de la fibre musculaire, etc.

Nous ne pouvons admettre que des animaux donnent à d'autres, dans l'acte de l'accouplement, un

quart, un tiers ou sept huitièmes de sang amélioré :
c'est bien certainement là un mot abstrait, une expression empruntée à l'autorité des grooms, ou ima-
ginée par des gens, qui, pour se donner un vernis
scientifique ont, par cela même, contribué à obs-
curcir l'histoire de la génération.

Nous trouvons encore, dans la race chevaline,
un nouvel exemple, malheureusement trop fréquent
de la loi que nous avons indiquée : il se rencontre
dans la déplorable incurie que l'on met à employer
dans les montes, des étalons dont le système os-
seux, très-développé, est accusé par des éparvins et
des jardons.

Combien de déceptions et de non-valeurs dérivent
d'un pareil état de choses.

Ces graves défectuosités, nous en avons acquis la
certitude, n'ont pas les mêmes caractères de transmissibilité, lorsque ce sont les mères qui en sont
affectées : et là encore, qui ne se rappellerait que
tels ou tels étalons font toujours de bons jarrets,
quelles que soient du reste les mères avec lesquelles
ils sont accouplés, et certes, dans le nombre, il s'en
trouve qui ne brillent pas par ces parties.

L'espèce bovine et l'espèce ovine apportent aussi
de nombreuses preuves à l'appui de l'opinion que
nous avons émise.

Comme dans les races chevalines, le mâle, dans
ces espèces, donne toujours son cachet de ressem-

blance au produit : il en est ainsi dans les croisements de nos races bovines indigènes entre elles et dans leur mélange avec celle de Durham.

Les agneaux résultant du croisement de nos races avec les mérinos et les Dishley, ont tous les caractères extérieurs de leurs pères ; la race de ces derniers se reconnaît instantanément, celles des mères ne se retrouve plus.

En alliant un mâle pourvu de cornes, à une femelle qui n'en a pas, on obtient un produit corné : il est évident alors que ce produit ne peut tenir ses cornes que de son père ; celui-ci, en les transmettant, a transmis aussi le squelette, qui est la base du système locomoteur.

De même, en accouplant un mâle sans cornes à une femelle cornée, on obtient un produit dépourvu de cornes : ces exemples sont fréquents dans les espèces dont nous venons de parler.

Nous trouvons encore, dans l'espèce bovine, cette particularité, qui se rattache à notre seconde série (aux fonctions de nutrition), à savoir, que des familles de vaches laitières se perpétuent de mères en filles, chez nos nourrisseurs éleveurs, sans être jamais sensiblement inférieures, quant aux produits, à leurs ascendantes. On ne saurait dans ce cas arguer de l'influence du taureau, puisqu'il change continuellement ; que, très-souvent, il n'est point pris dans le pays, et qu'en un mot on n'y attache qu'une importance très-secondaire.

On conçoit que, pour faire des laitières, et rien que cela, le plus mauvais taureau suffit, puisque la mère donne le système nutritif, et par conséquent la sécrétion laiteuse qui en découle.

L'expérience avait donc, tout d'abord, donné raison aux conclusions qui ont été déduites de l'observation des faits.

Dans l'espèce canine, le croisement donne lieu à des observations analogues : si l'on unit un chien boule-dogue avec une chienne de terrier, les produits auront la forme du père : ce qui implique toujours le squelette et le système locomoteur tout entier.

Les croisements opérés entre les oiseaux, donnent des résultats semblables : Un chardonneret et une serine des Canaris, donnent un mulet qui a toute la forme du squelette du mâle : ainsi ce mulet a le bec du chardonneret ; son cou est plus fin, et ses jambes plus longues que chez la serine.

Un bouvreuil et une serine ont donné quatre petits qui ne purent vivre. La largeur de leur bec et la couleur noirâtre de leur duvet démontraient qu'ils ressemblaient beaucoup plus à leur père qu'à leur mère.

Dans le produit du canard musqué et du canard domestique, les caractères du père sont toujours plus saillants que ceux de la femelle.

Il y a plus de trente ans qu'en Angleterre, on

élève des mulets de truite et de saumon, dans des
cages que l'on tient sous l'eau : M. Carlisle a fait
à ce sujet des expériences qui ont constaté que les
mulets, produits du saumon femelle et de la truite
mâle, ont le volume et la forme de la truite.

Dans notre espèce humaine, que l'on nous par-
donne d'en parler en dernier lieu, puisqu'elle est
étrangère à notre sujet ; dans notre espèce humaine,
dis-je, les applications sont encore plus nombreuses :
Suivant M. Lhéritier, un des croisements les plus
remarquables, parce que les effets en sont saillants,
caractéristiques, se rencontre dans le mélange de
l'européen et du nègre africain.

Dans ce croisement, si le parent mâle est européen, il communique la partie postérieure de la tête
(laquelle loge le cervelet) et la configuration générale de tout le corps. Aussi le produit ne présente
dans sa forme aucun point de ressemblance avec
l'africain : les os des cuisses et ceux des jambes ne
sont point courbés comme chez le nègre ; les talons
n'offrent point la longueur démesurée particulière
aux talons de ce dernier ; les mollets ne sont point
rapprochés du jarret : et, d'un autre côté, la lèvre
inférieure et la pointe du nez, moins prononcées,
présentent le cachet de l'européen.

L'influence de la mère africaine se révèle, au
contraire, par *l'étroitesse* et la rétraction du front,
par l'élévation des pommettes, la grandeur des yeux
et le prolongement de la lèvre supérieure.

En résumé tous les croisements, qui ont lieu dans l'espèce humaine, dans les espèces chevaline, bovine, ovine, canine, dans les oiseaux, comme chez les poissons, confirment la loi du croisement telle que nous l'avons indiquée.

Ces deux grandes séries d'organes, (système locomoteur et système nutritif), ne sont point le résultat d'un partage, d'une séparation, imaginés arbitrairement, et nécessaires pour appuyer ou défendre une opinion émise : depuis long-temps la physiologie et l'anatomie les ont isolées, et ont fait connaître les relations et les rapports qu'ont entre eux les divers appareils qui les composent. Aussi le physiologiste est-il naturellement amené à cette conclusion : étant donnée une fonction importante, on peut préjuger les actions qui en dépendent, et, conséquemment, la grande série à laquelle elles appartiennent ; partant de là, on devra arriver facilement à la découverte de la prédominance de l'un ou de l'autre sytême.

Nous allons essayer maintenant de déduire, de ce qui précède, les règles et les applications, utiles à l'amélioration et au perfectionnement de nos races.

Nous l'avons déja dit plus haut, pour qu'il y ait réellement amélioration, perfectionnement, il faut que chaque parent transmette à la progéniture commune, la série d'organes dans laquelle il excelle ; que le mâle donne le système locomoteur ; que la femelle donne le système nutritif. S'il n'en était point ainsi, si chaque parent se reproduisait par parties isolées, tantôt par quelques traits de la vie de relation, tantôt par quelques autres de la vie végétative, l'amélioration, la stabilité des races et la création de nouvelles variétés seraient choses complétement impossibles.

L'histoire de toutes les espèces zoologiques, leur persistance à travers les siècles, malgré des causes nombreuses de modification, ou de destruction, les résultats obtenus par quelques hommes justement célèbres, tous ces faits viennent donner des démentis à l'opinion que nous venons de relater, et qui cependant a pour partisan la grande majorité de nos éleveurs.

Les principes que nous avons posés, trouvent leur application dans tous les cas et dans toutes les situations ; soit qu'on veuille conserver, en l'améliorant, une race établie, soit qu'on désire en créer une nouvelle ; qu'il s'agisse d'animaux de travail ou de rente ; de vitesse ou de force ; de graisse ou de lait.

S'agit-il d'une race fondée depuis longues années, remplissant le but qui a présidé à sa formation ; il doit être essentiel de la conserver sans aucune dégénérescence : pour cela il faudra que les reproducteurs chargés de la perpétuer, présentent à un très-haut degré les caractères, la conformation, et les habitudes qui l'ont fait rechercher.

Il est alors indispensable de savoir à laquelle des deux grandes séries organiques appartiennent ces caractères, cette conformation.

Assuré de ce fait, l'éleveur saura immédiatement auquel des deux reproducteurs il devra demander l'amélioration de la race.

Dans la grande majorité des cas, le reproducteur mâle, par cela même qu'il donne la configuration générale du corps, est le principal et presque l'unique agent du perfectionnement.

Toutes nos races chevalines se perpétuent et s'améliorent par les mâles : en effet, dans cette espèce, que l'on veuille obtenir de la force ou de la vitesse, il faut la demander au système locomoteur, et, par conséquent, au reproducteur, qui donne cette série organique.

En dehors de ce principe, il n'y a qu'abâtardissement et dégénérescence : se figure-t-on ce que deviendraient nos races chevalines, si les mâles ressemblaient, par leur conformation, à la plupart des femelles? Aussi a-t-on bien compris cette insuffisance, cette pauvreté relative, puisque l'on demande aux premiers leur configuration générale et leurs aptitudes, et seulement aux secondes la matrice, le moule dans lesquels doit se développer un produit, sur lequel on fonde de grandes espérances.

Loin de nous, cependant, la pensée d'une exclusion complète, d'une négation absolue, de toute participation de la femelle, dans le produit de l'acte de l'accouplement.

Nous disons, au contraire, pour qu'il y ait amélioration, il faut qu'une certaine harmonie existe entre les organes combinés dans la progéniture : il ne faut pas, et nous prenons pour exemple deux aptitudes tout à fait opposées, marier ensemble un reproducteur présentant à un haut degré les caractères du coureur, du lièvre en un mot, et une femelle offrant le type du trait le plus lourd et le plus grossier : tout ce que l'imagination peut concevoir de plus étrange, serait probablement dépassé par le produit d'un pareil accouplement.

En employant ici l'expression harmonie, nous ne voulons pas dire que cette condition ne devra se rencontrer que chez des animaux de même race ; nous l'étendons aux mélanges des diverses races connues et de leurs variétés : pour nous, l'harmonie est une certaine ressemblance de formes, qui exclut toute conformation disparate ou choquante, une aptitude plus ou moins prononcée pour des travaux ou des exercices à peu près similaires.

M. Lhéritier explique, par les exemples suivants, pris dans l'espèce humaine, comment l'absence de symétrie, entre deux individus de grande beauté, peut donner naissance à un produit fort laid.

« Qu'une mère ait le front très-petit, relativement

au cervelet considérable du père ; si leur progéniture réunit le front petit de la mère au vaste cervelet du père, il en résultera une grande laideur, caractérisée par la rétraction et le fuyant en arrière de la partie supérieure de la face, tandis que la partie inférieure, les mâchoires, les dents, le menton, seront démesurément projetés en avant.

« Qu'une mère ait le front très-large, très-proéminent, relativement au cervelet peu développé du père ; — si l'enfant présente la combinaison du vaste front de la mère avec le cervelet étroit du père, il offrira une laideur opposée à la précédente : le front sera excessivement proéminent et la partie inférieure de la tête, contractée, fera retraite en arrière.

« Les caricaturistes font une application journalière de cette loi, dans l'exécution des grotesques de quelques personnages politiques, scientifiques, ou artistiques. »

Dans nos races chevalines, lorsque l'on voudra corriger des défectuosités ou des tares provenant du système locomoteur, il faudra se montrer très-circonspect dans le choix des étalons ; répudier non-seulement ceux qui présenteraient ces défectuosités ou ces tares, mais encore tous les individus qui offriraient le système, dont elles dépendent, par trop développé.

Ainsi, au double point de vue de l'amélioration des races et de l'écoulement facile des produits, je rejetterais ou je réformerais tous les reproducteurs dont les éminences osseuses des jarrets sont très-prononcées, encore bien qu'elles soient parfaitement égales entre elles, quant au volume et à la direction. Je concède que les animaux, qui présentent cette conformation, ont souvent des réactions et des mouvements plus beaux, des allures plus brillantes, que ceux qui ont les jarrets parfaitement coulés ; mais je suis persuadé que cette concession, ce compromis avec l'opinion que je viens de citer, est la principale, pour ne pas dire l'unique cause d'un grand nombre *d'insuccès* et de non-valeurs.

Combien de nos chevaux normands améliorés restent dans les mains de leurs éleveurs, ou sont vendus à vil prix, parce qu'ils ont des éparvins ou des jardons ?

Nous avons déjà fait pressentir ailleurs que ces tares n'ont pas les mêmes caractères de transmissibilité, alors que ce sont les mères qui en sont atteintes : celles-ci ne donnent à leurs produits ni le système locomoteur, ni les éminences osseuses qui en dépendent : aussi sommes-nous persuadé que ces tares innées deviendraient très-rares, si l'administration des haras et les particuliers se montraient plus sévères et plus judicieux dans le choix des reproducteurs.

Nous n'entendons ici blâmer que cette tendance à prendre parfois des animaux à éminences trèssaillantes; nous savons qu'au reste, et cela depuis plusieurs années, les acheteurs se montrent aussi habiles à rechercher la belle conformation, que désireux de satisfaire aux vœux et aux besoins du pays.

En croisant entre elles les diverses races de l'espèce bovine et de l'espèce ovine, on se propose d'obtenir de la viande, du lait ou de la laine.

Ces divers produits sont sous la dépendance du système nutritif : cependant, quant à la production de la viande et de la graisse, encore bien qu'elles soient fournies par la digestion, la principale des fonctions nutritives, on devra, pour les obtenir, s'adresser au système locomoteur.

En effet, le reproducteur mâle pourra seul donner la configuration générale du corps, l'ampleur et le grand développement de certaines parties, la grosseur des muscles et la petitesse des os, qui constituent une bonne race de boucherie.

Les meilleures parmi l'espèce bovine ont la face courte et carrée, les cornes fines, le cou grêle, la poitrine large et profonde; la queue grosse à sa naissance, fine à son extrémité (ce qui a toujours lieu, si les os sont petits); le dos large, les côtes arrondies, les muscles fessiers très-développés, et ne se terminant que sur les jarrets; les jambes courtes, nettes et fines; la peau douce, soyeuse, sans fanons : ces diverses conditions sont sous la dépendance du système locomoteur. Elles seraient sans effet, si l'on n'y ajoutait l'intégrité du système nutritif, lequel a pour mission l'accroissement du volume des muscles et la production de la graisse.

La tendance à engraisser peut s'estimer par la capacité de la poitrine : plus celle-ci est spacieuse, plus cette tendance est manifeste; les animaux à poitrine serrée et étroite, restent constamment maigres.

Ainsi, d'une part, influence du reproducteur mâle dans le développement primitif des muscles et la belle conformation du produit ; de l'autre, influence du reproducteur femelle dans la nourriture et l'augmentation de la chair musculaire, et dans la sécrétion du tissu graisseux.

La perfection pour une race bovine se trouve donc dans la combinaison, portée à un haut degré, des deux grandes séries que nous avons indiquées.

Les races de Durham et de Hereford, la race ovine de Dishley et plusieurs races porcines nous offrent des exemples de cette perfection : elles nous montrent en outre les résultats que peut obtenir, dans la science du bétail, l'intelligence humaine, aidée de l'observation et de la persévérance.

La production du lait, nous l'avons déjà dit, est exclusivement réservée, dans l'accouplement, au reproducteur femelle : aussi, quelle que soit la provenance du reproducteur mâle, qu'il vienne d'une

race bonne ou mauvaise laitière, il n'influera en
rien sur les qualités lactifères du produit : son importance, quant à la conformation à rechercher,
devra être considérée comme très-secondaire, si l'on
ne veut s'attacher qu'à faire des laitières. En effet,
dans ce cas, et jusqu'à un certain point, la configuration du corps n'est plus la même que pour la
viande : la capacité de la poitrine, qui, dans ce dernier cas, est une condition essentielle de succès,
devient, au contraire, une cause de diminution dans
la quantité du produit sécrété.

Toutes choses égales d'ailleurs, les vaches à poitrine étroite, et serrée, donneront une plus grande
quantité de lait, que celles qui l'auront large et
profonde : plus la respiration est active, plus considérable est la combustion, et par conséquent,
plus grande est la quantité d'hydrogène enlevé au
sang : le lait étant un produit essentiellement hy-
drogéné, la perte qui s'opère dans l'acte de la respiration, a toujours lieu aux dépens de la sécrétion
des mamelles.

On voit par ce seul fait que la conformation des
reproducteurs peut varier selon les aptitudes à rechercher ; puisque, dans ce cas, pour être logique,
il faudrait choisir des mâles dont le système nutritif
l'emporterait sur le système locomoteur (le ventre,
sur la poitrine).

Dans l'amélioration des races ovines de boucherie,

les mêmes règles que nous avons posées pour l'espèce bovine, sont applicables : là, comme toujours, le bélier devra présenter le système musculaire très-développé, et donner au produit toute la série qui se rattache à l'appareil locomoteur.

La brebis apportera des organes de nutrition d'une intégrité parfaite.

S'il s'agit de produire de la laine, il faudra rechercher des reproducteurs mâles qui offrent la prédominance du système nutritif, et qui, par cela même, présentent les mêmes caractères que les femelles.

La finesse de la laine est en raison inverse du développement de la poitrine et de la vitalité des animaux qui la produisent : les laines les plus fines, les plus soyeuses, sont fournies par les animaux les plus chétifs, ceux dont la conformation, comme bêtes de boucherie, laisse le plus à désirer.

La race de Mauchamp, créée par M. Graux, offre un nouvel exemple de cette particularité remarquable, qui s'explique, du reste, par la diminution de la vitalité, et par la prédominance d'un système nutritif incomplet.

Nous avions d'abord eu la pensée, en passant en revue chacune de nos grandes espèces domestiques, de faire l'histoire de toutes les races de création nouvelle ; de montrer dans chacune d'elles, les rôles divers des reproducteurs, suivant telles ou

telles aptitudes ; et d'en faire ressortir cette grande
vérité, à savoir : que l'éleveur peut, à son gré, par
des croisements judicieux, changer ou modifier ses
races, en les appropriant à tous les besoins, à
toutes les exigences qui peuvent se produire.

Nous eussions alors étudié les grandes conditions
topographiques, et climatériques qui viennent si
souvent contrebalancer ou détruire les résultats obtenus par de bons croisements.

Mais, pour cela, il nous eût fallu sortir des
bornes d'une simple notice, et nous éloigner des
termes de la question posée par la Société véteri-
naire : nous espérons que les quelques considé-
rations dans lesquelles nous sommes entré, suffi-
ront pour faire comprendre tout le parti que l'on
peut tirer des grands principes que nous avons
énoncés.

Nous nous résumons en posant les conclusions
suivantes :

Le produit de l'acte d'accouplement ou du croisement n'hérite pas de quelques traits ou parties
isolées, mais de toute une série organique.

Les séries organiques sont au nombre de deux ;
la première, liée intimement à la partie postérieure
du cerveau, comprend les organes locomoteurs ou
de relation ; la seconde, sous la dépendance de la
partie antérieure et du système ganglionnaire, renferme les sens et les organes de nutrition.

Quand l'un des deux parents donne une série, l'autre donne la série opposée.

Il est toujours préférable que le parent transmette à la progéniture commune, la série d'organes dans laquelle il excelle : —Que le mâle donne le système locomoteur ; la femelle, le système nutritif.

Dans le croisement opéré entre des individus de races différentes, le mâle, à vigueur au moins égale, donne toujours la série postérieure ; la femelle, la série antérieure : c'est là une condition absolue d'amélioration et de perfectionnement, pour l'espèce chevaline et pour les races de boucherie.

Plus il y aura, chez le mâle et la femelle, de perfection dans la série des organes que chacun d'eux est appelé à transmettre, plus il y aura de perfection dans le produit.

Cependant, pour que cette perfection ait lieu, il faut qu'une certaine harmonie existe entre les organes combinés dans la progéniture.

La production du lait et celle de la laine sont sous la dépendance du système nutritif : pour les obtenir exclusivement, il faudra choisir des mâles chez lesquels ce système l'emportera sur celui de relation ; de cette manière, on ne contrebalancera pas l'influence des mères, qui, dans ces cas, doit avoir toute prépondérance.

La capacité de la poitrine, condition essentielle

d'un bon engraissement, est tout-à-fait opposée à la sécrétion laiteuse.

La production de la laine superfine est en raison inverse de la belle conformation et du développement des animaux qui les produisent.

L'amélioration et le perfectionnement des races, soumises aux exigences du commerce, doivent être demandés, tantôt au système locomoteur, tantôt au système nutritif.

Caen — Imp. E. Poisson.